HALLO DU DA, LIEBER MENSCH,

mitten im Leben. Schau mal her.
Blättere kurz hinein in diese Seiten. Sie laden dich dazu ein, einfach alles wahrzunehmen.
Deine Welt und dich. So, wie du jetzt schon bist.
Du hast in der letzten Zeit gemerkt, wie sehr du lebendig sein möchtest.
Aufmerksam für das, was du genießen könntest.
Es ist alles da: Du musst nur ein wenig hinsehen, hinhören, hinspüren, tasten, schmecken, fühlen. Es kostet nicht viel.
Nur ein wenig Aufmerksamkeit – und die kannst du hier üben, ganz leicht.
Geh auf den nächsten Seiten einfach mit –

Schritt für Schritt zu dir selbst.

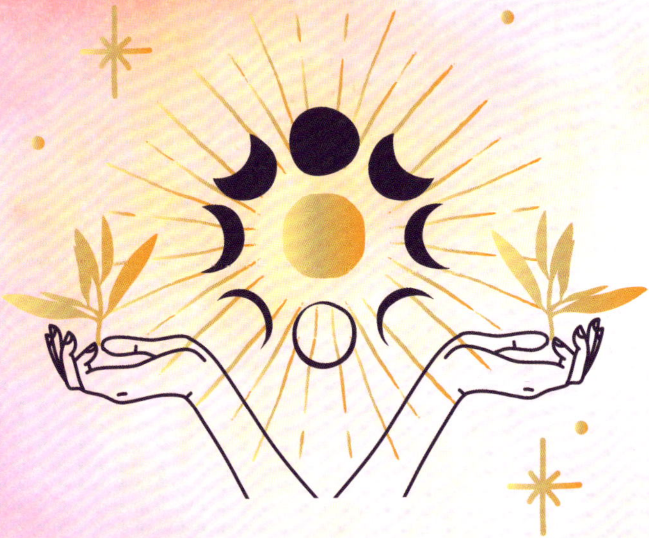

Ich bin umgeben vom Reichtum der Welt.

Genieße
den Augenblick,
denn der Augenblick
ist dein Leben.

unbekannt

Das Leben

hält jeden Tag neue Geschenke

für dich bereit,

du musst sie nur erkennen.

Nina Sandmann

The best things in life are free.

unbekannt

LOCKE DEINE LEBENSFREUDE HERVOR

Nimm dich heute zwischendurch selbst an die Hand wie ein Kind und zeig dir deine Welt, als ob du sie nie gesehen hättest. Gieße vielleicht die Blumen hier drinnen und schau sie dir genau an.
Oder such dir draußen einen Schatz. Sieh mit neuem Staunen auf all die Farben und Formen.
Beobachte alles: Pfützen, Blumen, Raureif, Eiskristalle.
Jedes Wetter und jede Jahreszeit verzaubert für dich die Natur. Genieße dabei die unterschiedlichen Möglichkeiten, dich zu bewegen – Gehen, Hüpfen, Schlendern, Springen, Laufen, Rennen.
Wieder zurück nimm dir eine heiße Tasse Tee oder ein kühles Glas Wasser, je nach Wetter.
Lege die Hand darum. Spüre, wie es sich anfühlt.
Bist du schon neugierig, noch mehr zu erleben?

Fühle in dir Mut und Tatkraft wachsen, Unbekanntes zu erkunden.

Neugierde
und Dankbarkeit
erwecken dein inneres
Sonnenkind.

Greif dir diesen Tag!
Schenke ihn dir selbst, als
Wunder des Lebens.

Angelika Emmert

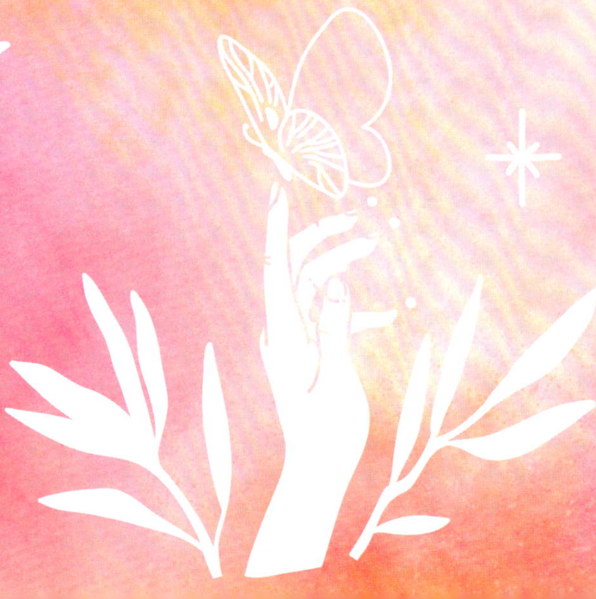

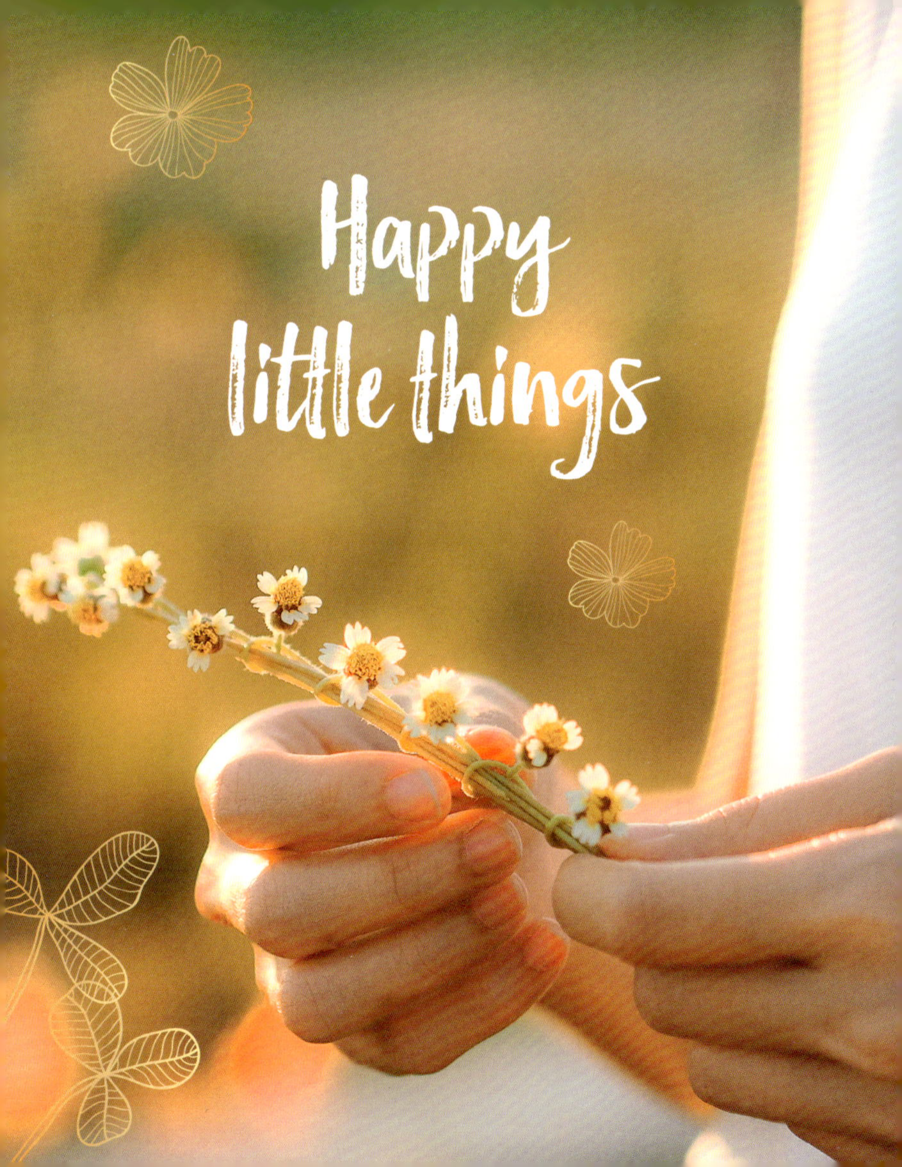
Happy
little things

ÜBER DIE SINNE ZU DEN GEFÜHLEN

Tauche einmal ein in deine Umgebung und dann fühle auch in dich selbst hinein. Spüre erst den Boden mit deinen Füßen. Die Luft mit deiner Nase. Die Wärme in deinem Bauch. Gehe dann in dich und nimm all deine Sinne wahr. Was erzählt dir dein Körper in diesem Moment? Entdeckst du in deinen Muskeln und Nerven ein Gefühl, das du im Trubel des Tages bisher übersehen hast? Bewerte es nicht. Dein Körper zeigt dir, dass es zu dir gehört. Nimm es an – nur so kann es weiterziehen. Schenke deinem Gefühl einfach zwei Minuten und begegne ihm mit Aufmerksamkeit, Wohlwollen und Fürsorge.

So, wie du jetzt gerade bist, darfst du sein.

Der Körper ist an
keiner Stelle ohne Seele, weil sie
mit ihrer eigenen Wärme
den ganzen Körper durchströmt.

Hildegard von Bingen

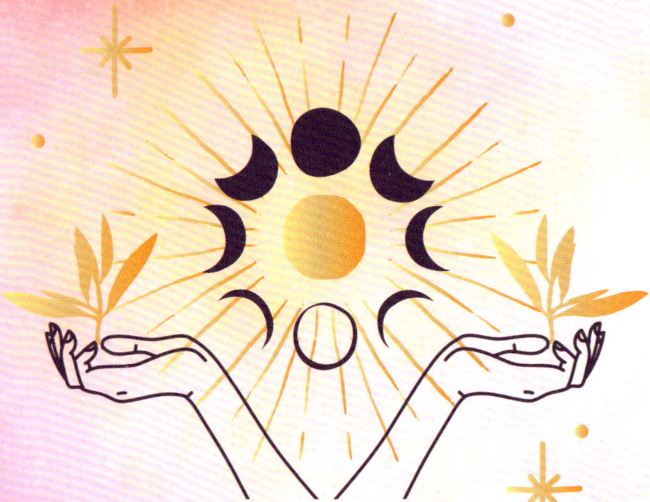

Was da ist, darf sein.

unbekannt

Gefühle können nicht warten.

Ernst Ferstl

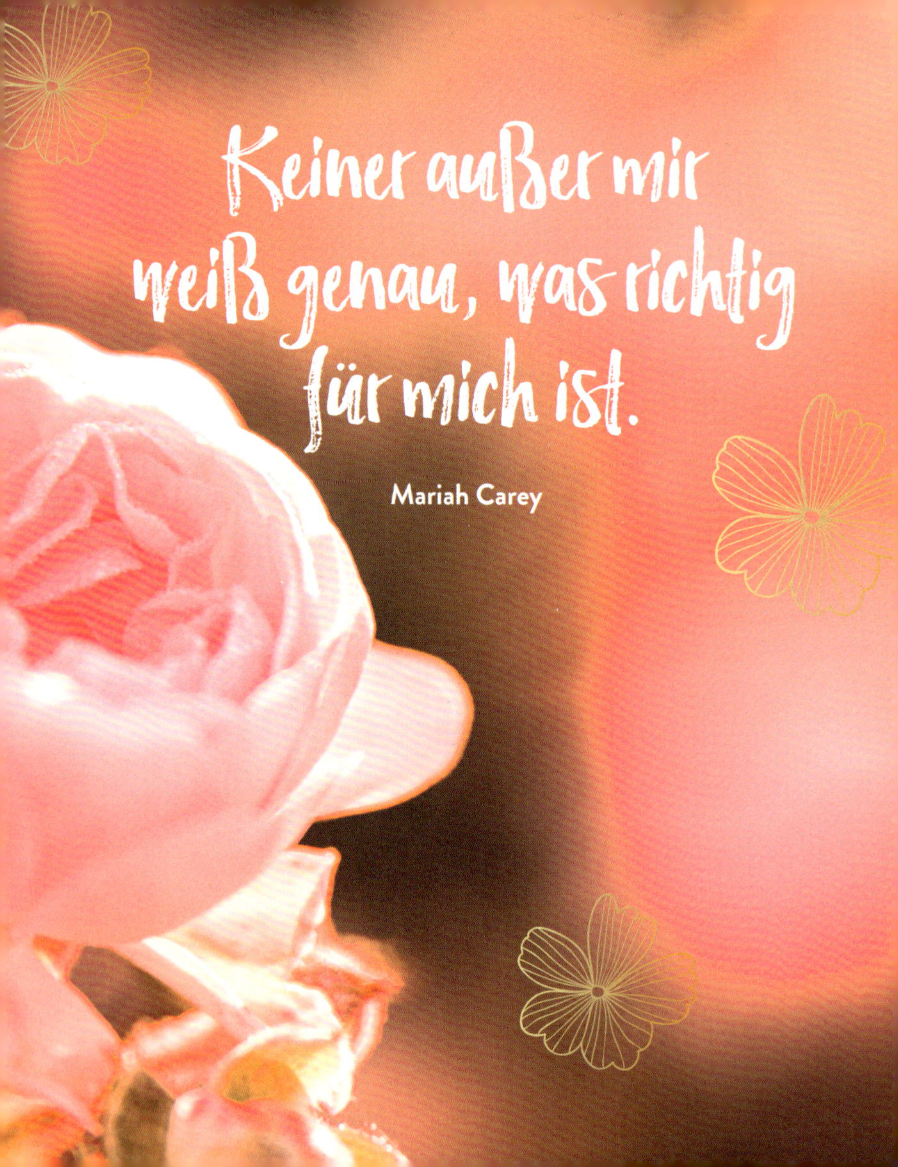
Keiner außer mir weiß genau, was richtig für mich ist.
Mariah Carey

Step by step.
Day by day.

ATME UND SPÜRE, WAS DU BRAUCHST

Schenke dir immer wieder einen Moment,
in dem du dich um dich selbst kümmerst wie
ein liebevoller und verantwortungsbewusster Elternteil.
Strecke dich und erlaube der Luft, tief in dich hineinzuströmen. Fühle, wie du weit und frei wirst.
Atme tiefer und löse mit sachten Bewegungen
alle Muskeln im Bauchraum: Bauchdecke. Taille.
Hüften, bis hinab zum Gesäß. Spürst du in dir einen
Wunsch, den du gleich erfüllen kannst?
Essen, trinken? Möchte deine Haut etwas Zuwendung?
Eine Jacke? Ein offenes Fenster?
Feuchtigkeit durch eine Handcreme? Was erzählen
dein Rücken, deine Beine, deine Schultern?
Hätten sie gern Bewegung, frische Luft, Sonnenwärme?

Nimm dir zehn Minuten und versorge dich mit dem, was du brauchst.

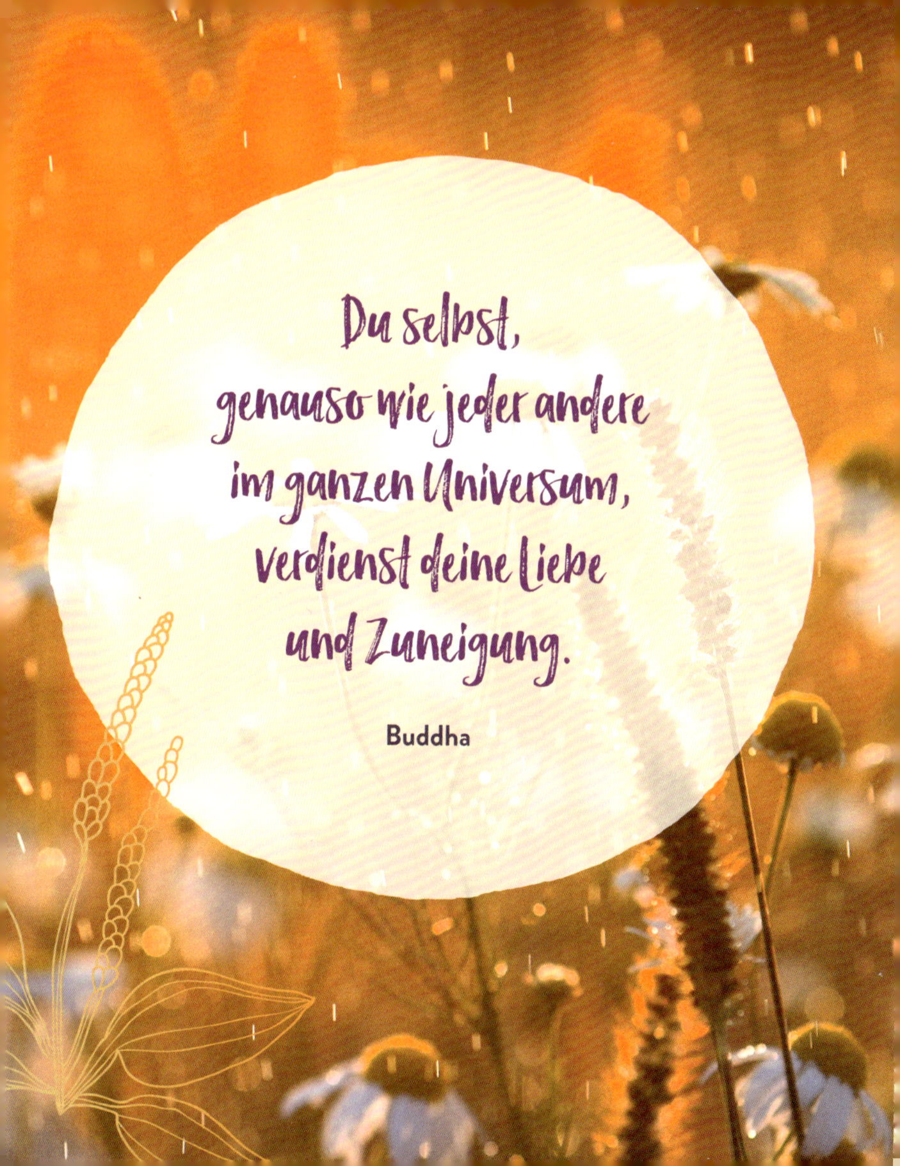

Du selbst,
genauso wie jeder andere
im ganzen Universum,
verdienst deine Liebe
und Zuneigung.

Buddha

Die Verantwortung

für sich selbst

ist die Wurzel

jeder Verantwortung.

Mengzi

Breathe.

Trust.

Let go.

Beim Einatmen

schenke ich meinem Körper Ruhe.

Beim Ausatmen lächle ich.

Ich verweile im gegenwärtigen Moment

und weiß, es ist ein

wunderbarer Moment.

Thich Nhat Hanh

Das Glück
ist wie ein Schmetterling:
Wenn wir es jagen, vermögen wir es
nicht zu fangen, aber wenn wir
ganz ruhig innehalten, dann lässt
es sich auf uns nieder.

Nathaniel Hawthorne

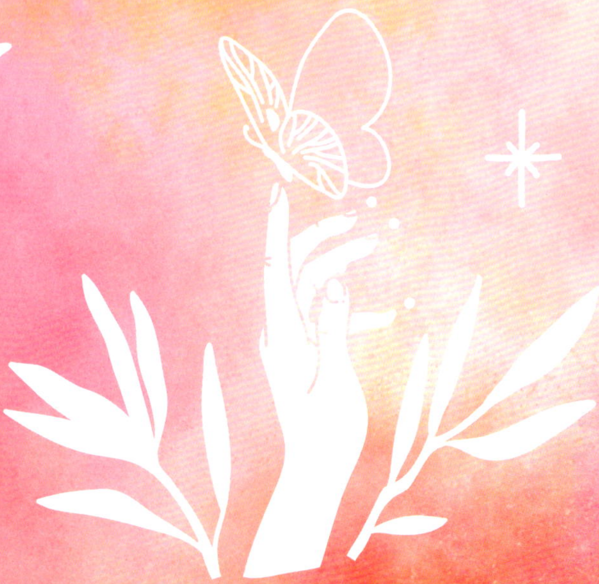

GENUSS ALS SELBSTFÜRSORGE

Ist es nicht wunderbar, was dein Körper jeden Tag für dich tut? Er sorgt für dich auf Schritt und Tritt und ist immer um dich. Er warnt dich vor Gefahren und schenkt dir Freude. Höre auf ihn.
Schätze seinen Rat und nimm seine Geschenke an. Er ist dein bester Freund. Sorge deshalb auch du für ihn, verzeihe ihm seine Fehler und verwöhne ihn mit einer täglichen Routine von Wohlwollen, Fürsorge, Geduld, Dankbarkeit und Lob.
Wie wäre es heute Abend zum Beispiel mit zehn Minuten Rückentraining und anschließender Ruhe? Oder einer Selbstmassage unter der warmen Dusche mit deinem Lieblingsduschgel? Oder mit einer nährenden Gemüsesuppe für ein wohliges Gefühl im Magen?

Du wirst sehen –
eure Freundschaft wird wachsen.

Genießen heißt fröhlich sein – mit sich selbst und anderen.

Johann Wolfgang von Goethe

Ein Bad
erfrischt den Körper,
eine Tasse Tee
den Geist.

aus Japan

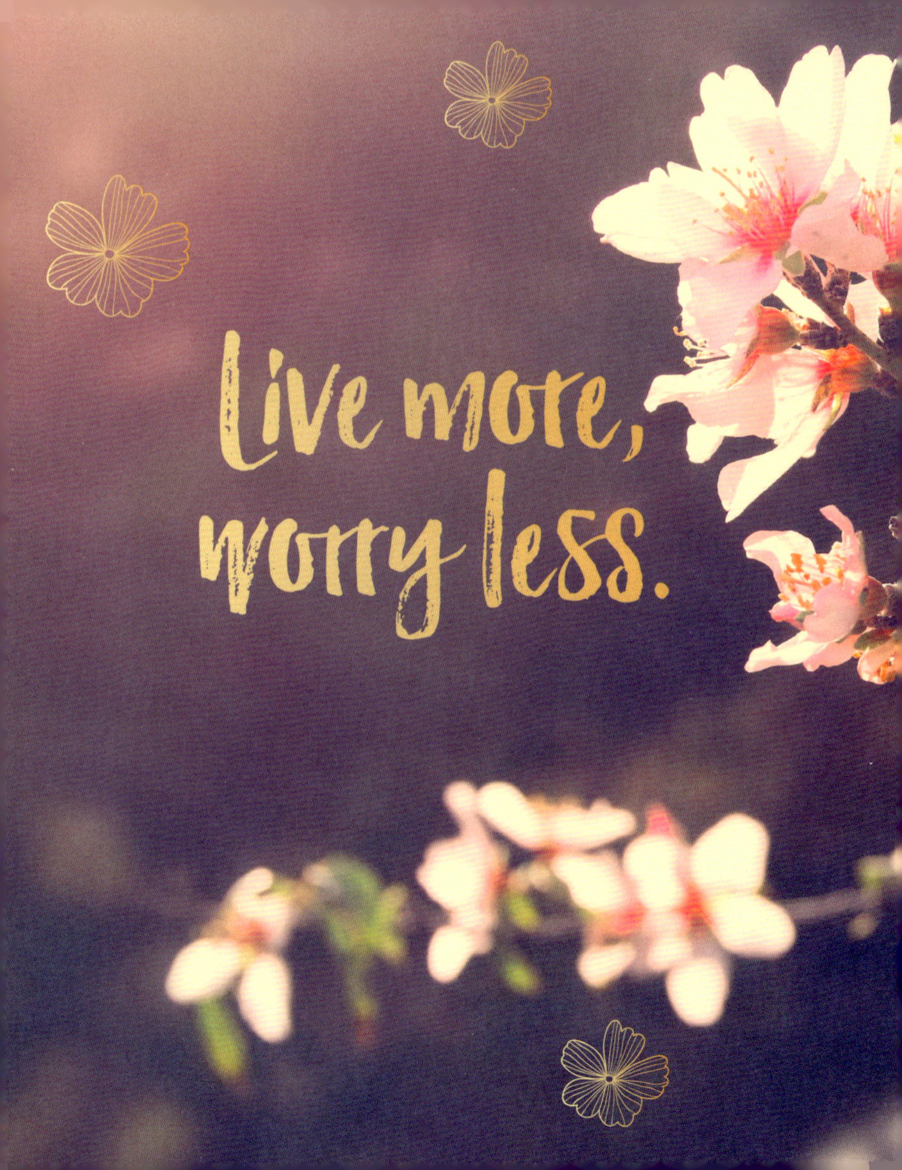
Live more,
worry less.

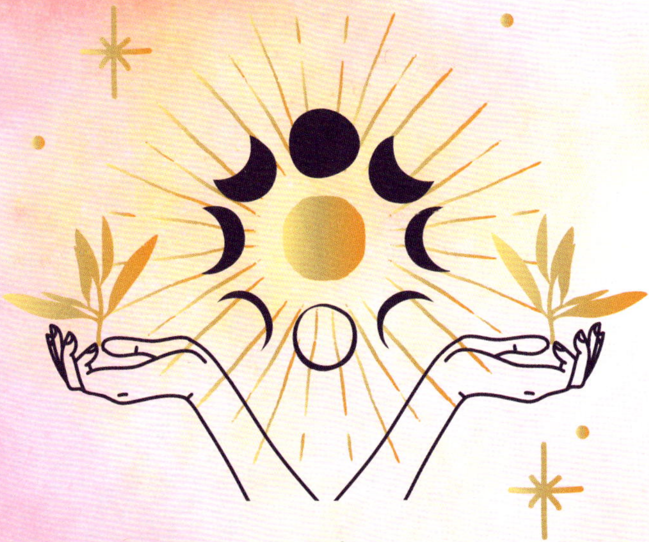

Ich bin ein Geschenk.

Es gibt
keinen Weg zum Glück.
Glücklich sein
ist der Weg.

Buddha

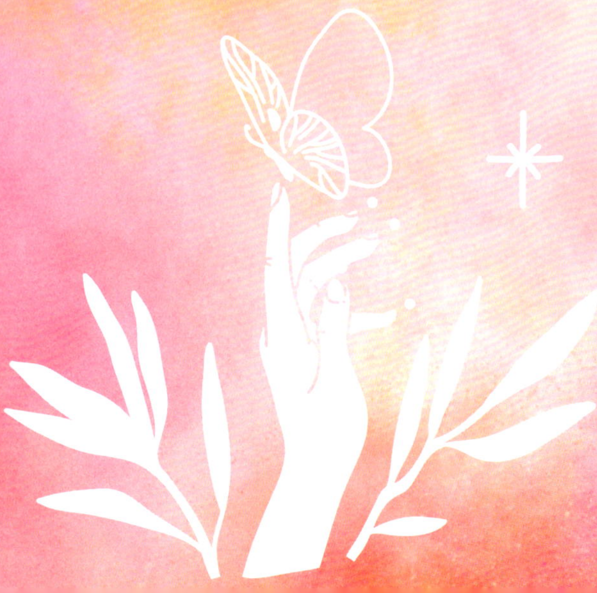

BEWUSSTE AUGEN-BLICKE

Gönne deinen Augenmuskeln ganz bewusst regelmäßige Stärkung und Ruhe, um Kopfschmerzen vorzubeugen. Löse ein paar Minuten deinen Blick von seinem Fokus auf Computer, Buch oder Formular und lass ihn erst ein wenig in die Ferne schweifen. Lockere dabei die Nackenmuskulatur mit deinen Händen. Halte anschließend deinen ausgestreckten Arm vor dich und stelle mehrere Male den Blick abwechselnd scharf auf deinen Daumen und danach auf einen entfernten Gegenstand dahinter. Blicke dann im Uhrzeigersinn langsam in alle Richtungen. Siehst du etwas Hübsches dabei? Welche Farben im Raum machen dir gerade Freude? Mach diese Übung gern auch am Fenster oder draußen. Schließe zuletzt die Lider und spüre, wie die Entspannung deiner Augenmuskulatur in dein Gesicht und

deinen ganzen Körper ausstrahlt.

Bei einem Blick ins Weite

erholen und entspannen sich

nicht nur die Augen,

sondern auch der Mensch.

Paul Wilson

Auch die Pause gehört zum Rhythmus.

Stefan Zweig

Good things take time.

Nur wer selbst
ruhig bleibt,
kann zur Ruhestätte
all dessen werden,
was Ruhe sucht.

Laozi

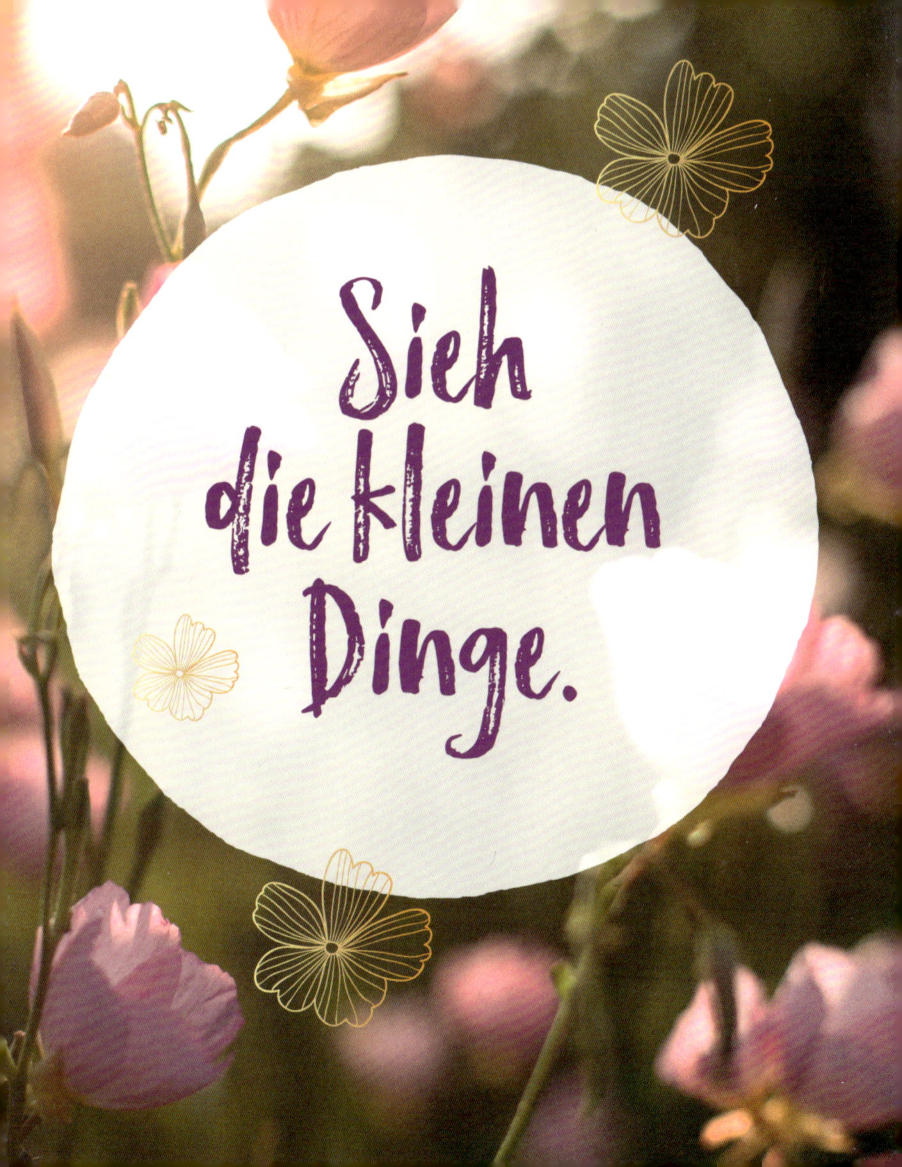
Sieh
die kleinen
Dinge.

DEM HIMMEL NACH-GEHEN

Sieh doch mal zwischendurch, wie die Sonne durch das Fenster strahlt. Wie die Fensterbank funkelt. Beobachte dabei neugierig die Farbe des Himmels. Das tiefe Blau oder zarte Violett oder warme Orange, wie es leuchtet. Achte auf die unterschiedlichen Farbintensitäten. Selbst ein blauer Himmel ist nicht einfach nur blau. Von Himmelsrand zu Himmelsrand gibt es hellere und sattere Farbtöne. Vielleicht findest du Wolken. Betrachte ihre Formen. Sie erzählen dir eine Geschichte. Stell dir vor, wie die frische Luft draußen riecht. Wie sie schmeckt. Wie sie dir um die Nase streicht. Was brauchst du, um kurz rauszugehen? Eine Sonnenbrille? Einen Schal?

Folge deinem Wunsch.

Die Augenblicke,
in denen wir innehalten,
sind kostbar.

Voltaire

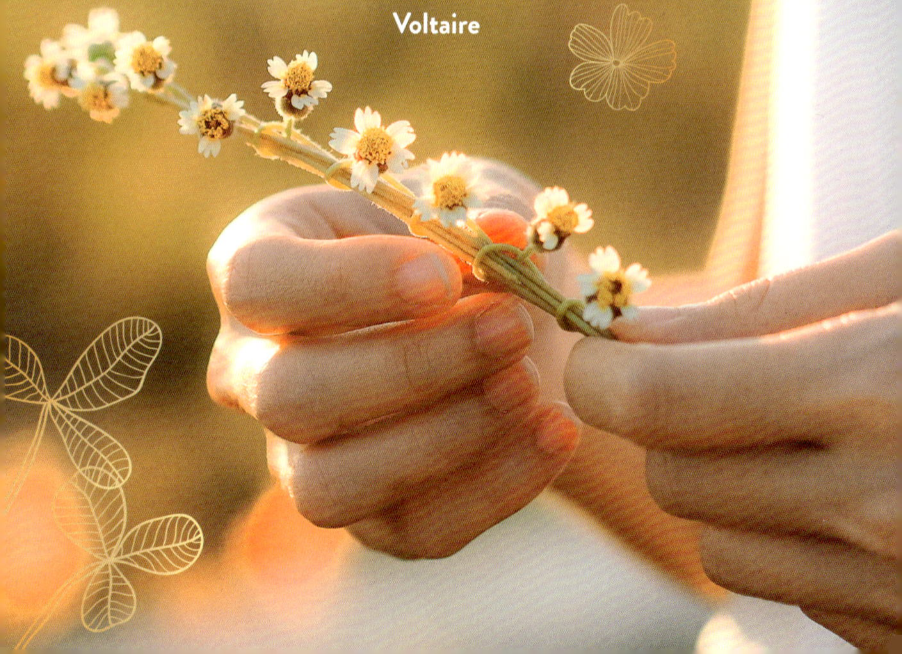

Lass dich ein auf

den Zauber der Natur.

Hab' keine Angst, lass dich fallen,
lass einfach los. Breite deine Flügel aus,
lass dich tragen vom Wind in die Weite
des Himmels. Schaue alle Farben dieser Erde,
zieh mit den Vögeln, lass dich treiben
in deinen Träumen und spüre sie,

diese unendliche Freiheit.

unbekannt

Stay curious.

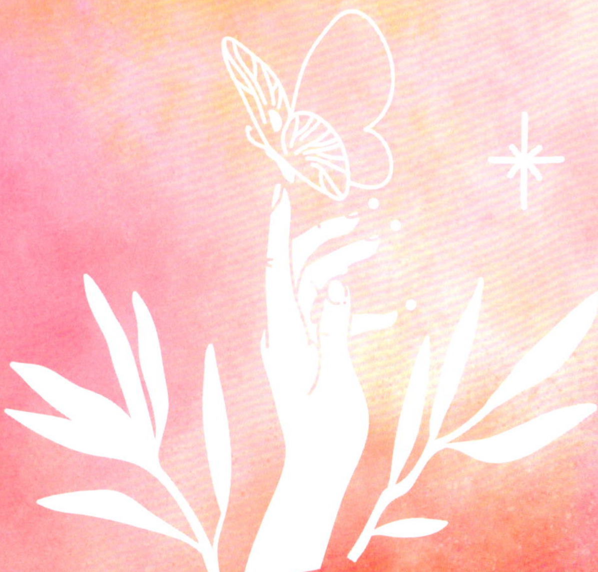

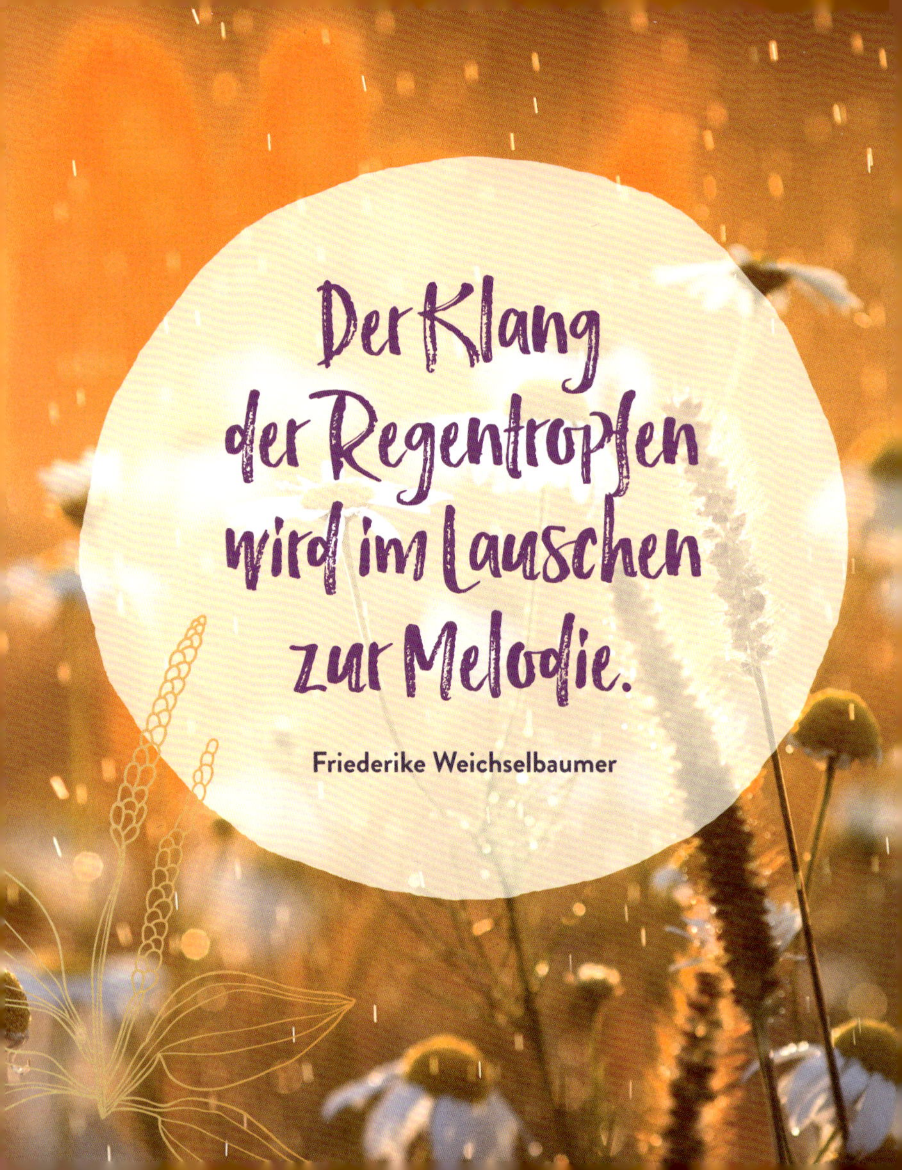
Der Klang
der Regentropfen
wird im Lauschen
zur Melodie.
Friederike Weichselbaumer

Schon das kleinste
Gänseblümchen vor der Türe
ist einen Purzelbaum wert.
Nimm dir Zeit, deine innere Freude
zu wecken und schenke dir
viele kleine Pausen.

KRAFT DURCH DANKBARKEIT

Jeden Tag schenkt das Leben dir einen Schatz an Glücksmomenten. Es ist unglaublich motivierend, sich das bewusst zu machen. Gehe ganz in die Empfindung der Verbundenheit, Dankbarkeit und Fülle - anderen und dir selbst gegenüber. Wer hat dir in deinem Leben schon den Weg geebnet? Dir liebevoll Aufmerksamkeit und Zuwendung geschenkt? Wer tut es jetzt? Was schenken dir Wetter, Jahreszeiten, Pflanzen und Tiere? Schreibe abends ein Dankbarkeitstagebuch oder morgens einen Dankbarkeits-Tagesplan. Nimm das Gefühl mit in deinen Tag und spüre, wie es dich trägt, wie es dich zwischendurch lächeln lässt und bestärkt. Achte auch darauf,

wie deine Umgebung auf deine dankbare Haltung reagiert.

Was du denkst,
bist du. Was du bist,
strahlst du aus.
Was du ausstrahlst,
ziehst du an.

Buddha

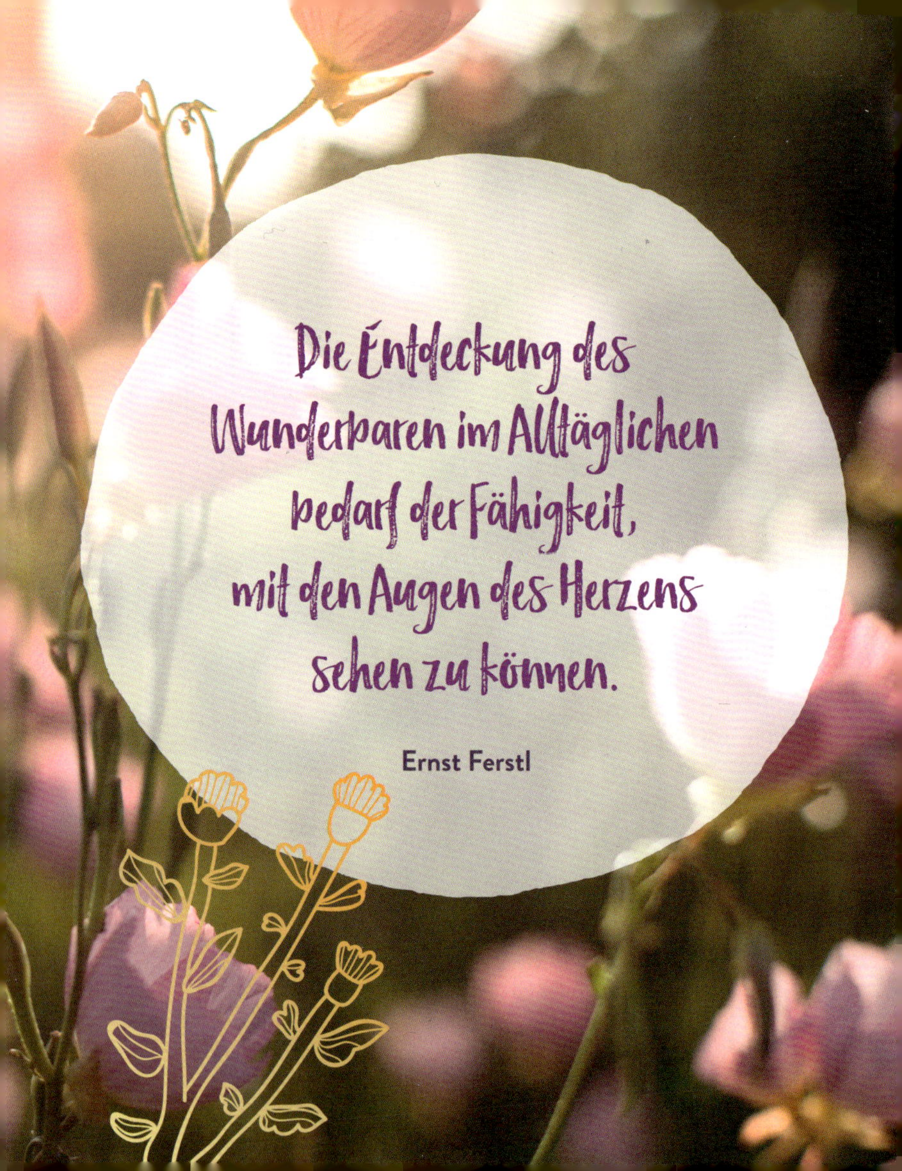
Die Entdeckung des
Wunderbaren im Alltäglichen
bedarf der Fähigkeit,
mit den Augen des Herzens
sehen zu können.
Ernst Ferstl

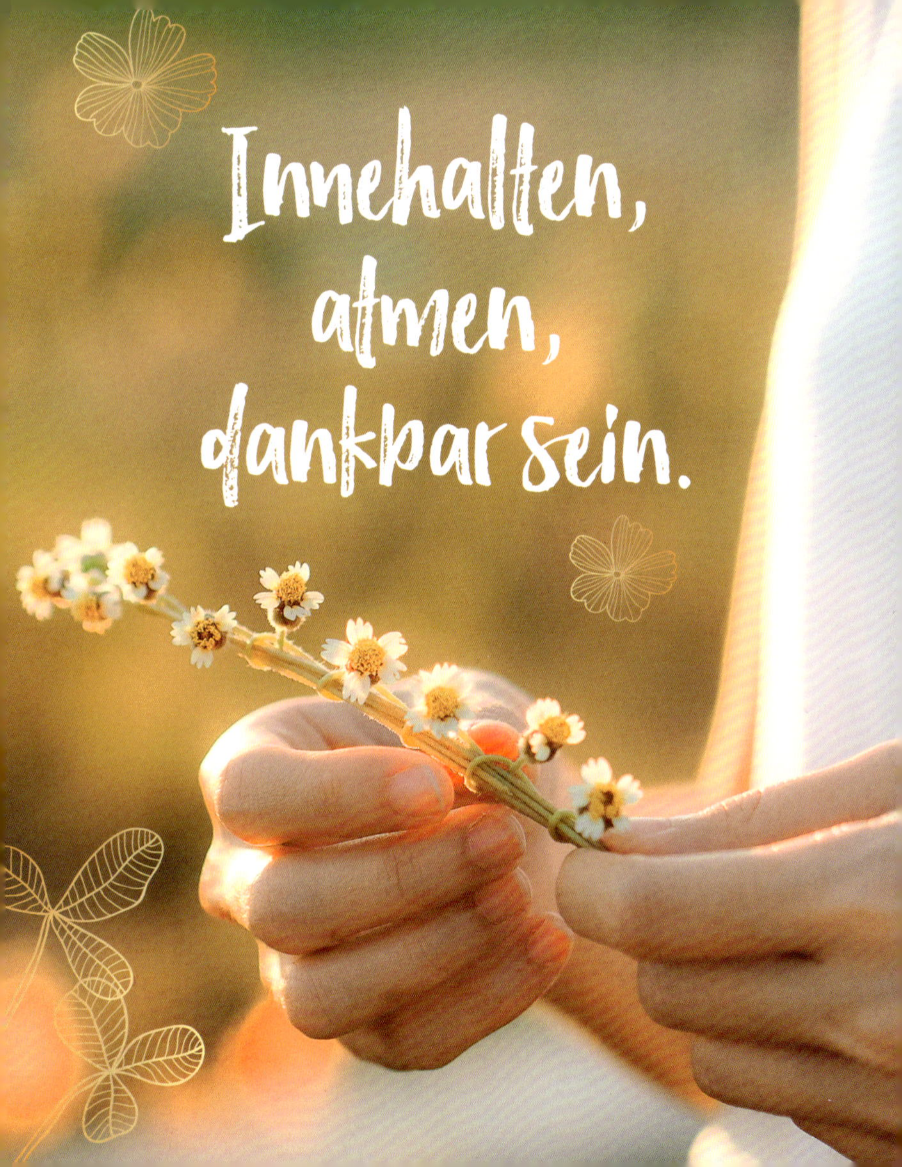
Innehalten,
atmen,
dankbar sein.

Energy flows where focus goes.

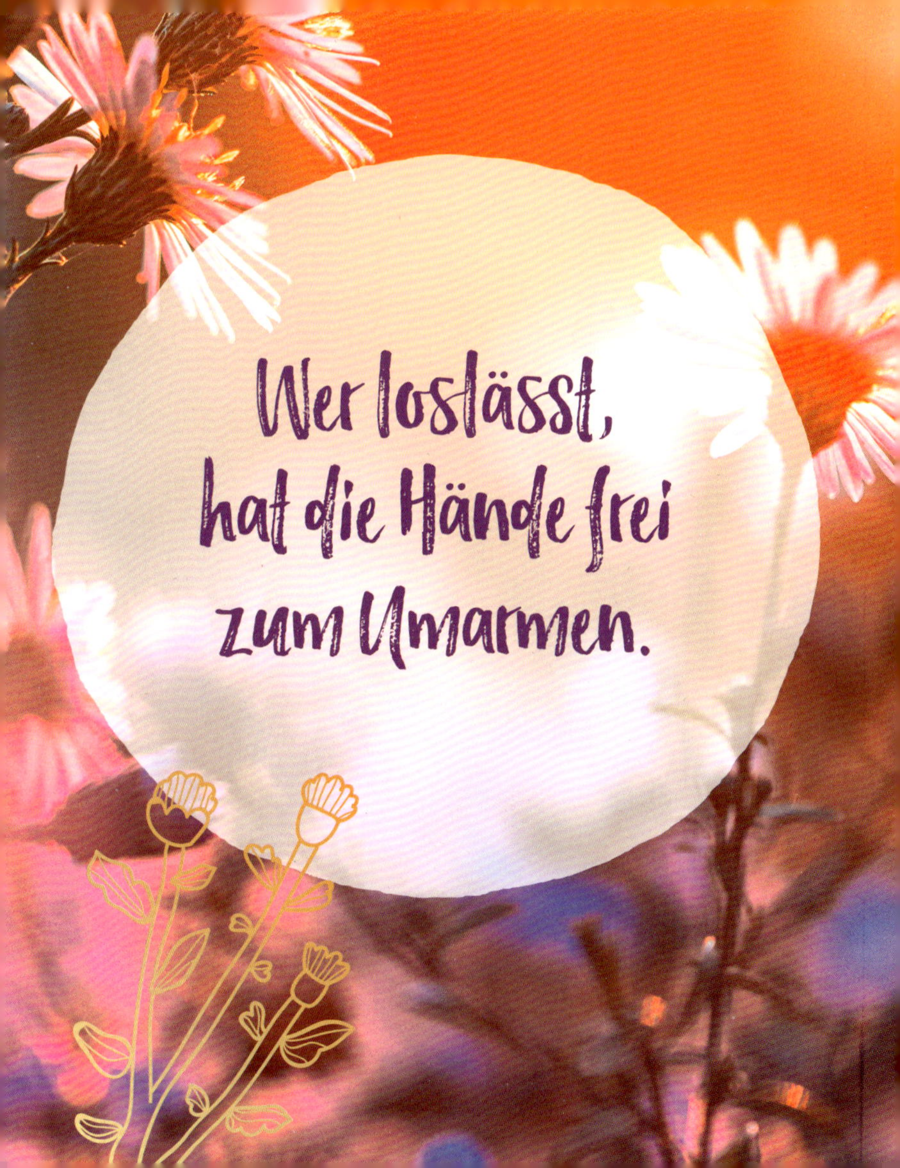
Wer loslässt,
hat die Hände frei
zum Umarmen.

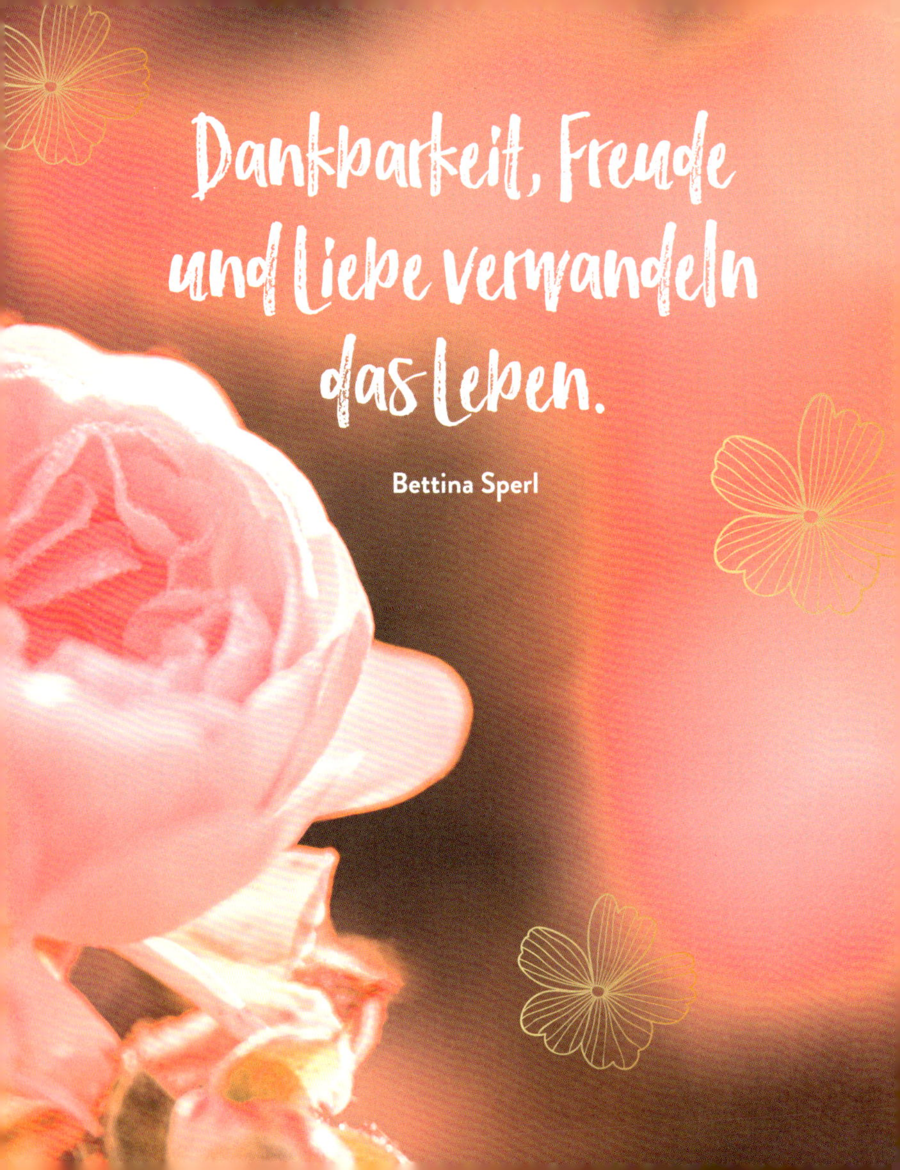

Dankbarkeit, Freude und Liebe verwandeln das Leben.

Bettina Sperl

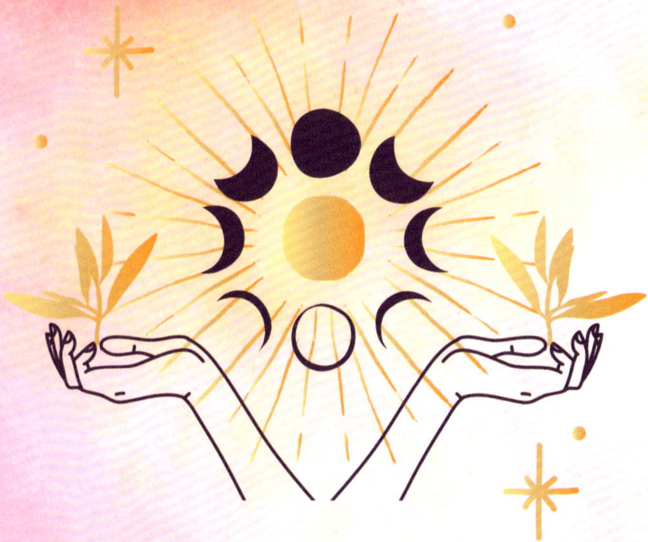

Ich bin verbunden.

Textnachweis: Wir danken allen Autoren bzw. deren Erben, die uns freundlicherweise die Erlaubnis zum Abdruck von Texten erteilt haben. S. 13, 42: Ernst Ferstl, www.gedanken.at; S. 20 aus: Thich Nhat Hanh, Ich pflanze ein Lächeln. Der Weg der Achtsamkeit © 1992 Arkana Verlag, München, in der Penguin Random House Verlagsgruppe GmbH, Übersetzung: Jürgen Saupe.

Bildnachweis: Cover: Hintergrund: funbutterfly/Shutterstock.com; Illustrationen: Vyazovskaya Julia/Shutterstock.com; Innenteil: Schmuckvignetten: Goldene Blumen: Vyazovskaya Julia/Shutterstock.com, Hand mit Schmetterling und Hände mit Sonne: Anastasy_helter/Shutterstock.com; Fotos: S. 6, 16, 28 (dunkle Astern im Gegenlicht): Karyna Krolenko/Shutterstock.com; S. 9, 35, 43 (Hand mit Blumen): perraycz/Shutterstock.com; S. 14, 46 (Rose): ElkeS Photographic Design/Shutterstock.com; S. 17, 38: (gelber Regen): Bachkova Natalia/Shutterstock.com; S. 20, 33, 42 (rosa Stilbumen in mattem Licht): phakdeelon sarawoot/Shutterstock.com; S. 23, 45 (Blümchen in Sonne): Grisha Bruev/Shutterstock.com; S. 25, 32 (Kirschen vor Dunkel): tomertu/Shutterstock.com; Hintergründe: S. 1, 4, 7, 10, 13, 22, 34, 40: KatMoy/Shutterstock.com; S. 5, 15: Lena Bukovsky/Shutterstock.com; S. 2, 8, 12, 21, 26, 27, 37, 47: funbutterfly/Shutterstock.com; S. 11, 19, 24, 31, 39, 44: VolodymyrSanych/Shutterstock.com

Layout und Satz: Petra Schmidt Grafik Design

Gesamtherstellung: Levent Ofset, Istanbul

Aus Verantwortung für die Umwelt hat sich die Verlagsgruppe Droemer Knaur zu einer nachhaltigen Buchproduktion verpflichtet. Der bewusste Umgang mit unseren Ressourcen, der Schutz unseres Klimas und der Natur gehören zu unseren obersten Unternehmenszielen. Gemeinsam mit unseren Partnern und Lieferanten setzen wir uns für eine klimaneutrale Buchproduktion ein, die den Erwerb von Klimazertifikaten zur Kompensation des CO_2-Ausstoßes einschließt.

Weitere Informationen finden Sie unter: www.klimaneutralerverlag.de

Innehalten, atmen, dankbar sein.
Achtsamkeit für zwischendurch.
GTIN 978-3-8485-0129-8

www.geschenkverlage.de

MIX
From responsible sources
FSC® C043979
FSC www.fsc.org

1 2 3 4 5